Sem coleira

Raul Satyro

Ilustrações de Amy Maitland

Editora inVerso

® 2021. Editora Inverso

R. Doutor Goulin, 1523 Alto da Glória
CEP 80040-280 Curitiba-PR
(41) 3254-1616 e (41) 3558-8001
editorainverso@editorainverso.com.br
www.editorainverso.com.br
Facebook.com/editorainverso
Instagram @editorainverso

COORDENAÇÃO EDITORIAL
Cristina Jones
Editora InVerso

REVISÃO
Carlos W. Jorge

ILUSTRAÇÃO
Amy Maitland

CAPA, PROJETO GRÁFICO E DIREÇÃO DE ARTE
Adriane Baldini

DADOS INTERNACIONAIS DE CATALOGAÇÃO NA PUBLICAÇÃO (CIP)
Mona Youssef Hammoud – CRB/ 9ª 1393

S254s

SATYRO, Raul. Sem coleira.
Amy Maitland [il.] Curitiba: InVerso, 2021.
56 p. 15 cm X 18 cm - PTBR

ISBN: 978-65-89851-22-6

1. Poesia Infantojuvenil. 2. Filosofia. 3. Curiosidade.
4. Imaginação. 5. Construção crítica. I.Título

CDD. 869.109

Literatura infantil: 028.5

SUMÁRIO

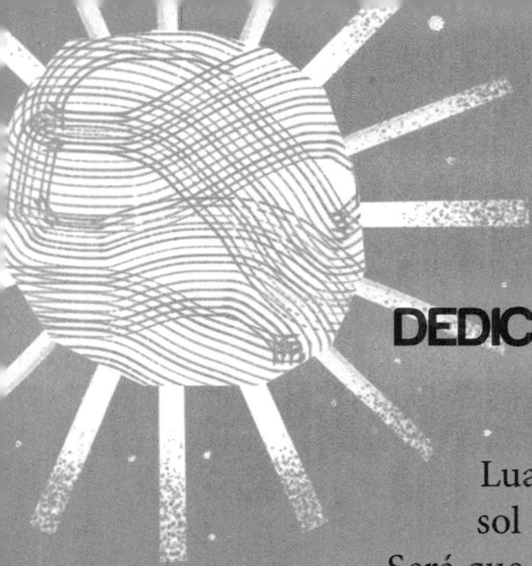

DEDICATÓRIA

Lua & sol,
sol & lua...
Será que é uma só, ou
será que são duas?

À lunar Nadine:
que tua luz me ilumine
onde a vida não brilha.
Este livro é pra ti,
minha amada filha.

À solar Laura,
cuja luz me restaura
o calor dessa ilha.
Este livro é pra ti,
minha amada filha.

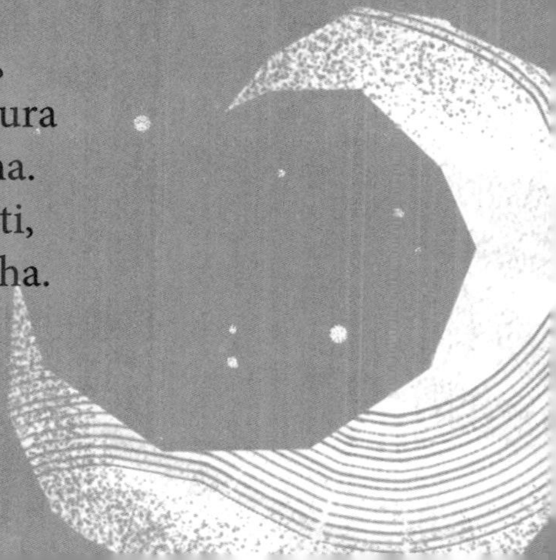

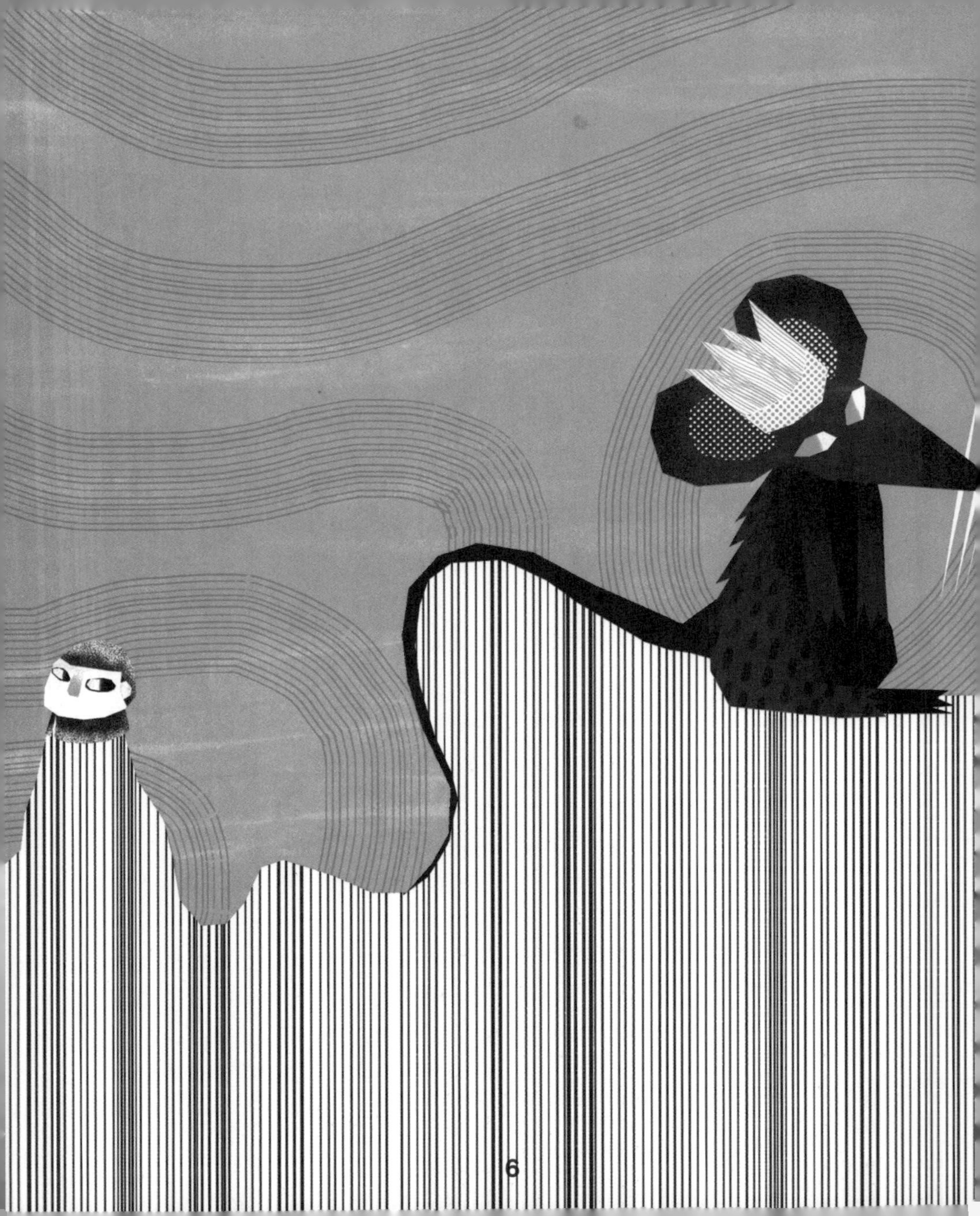

DE RATOS E REIS

I

O que é, o que é?

O que é uma "rima"?
"Rimar" é juntar
o verso de baixo num par
com o verso de cima.

Porém, apesar
de rimar ser legal,
e coisa e tal,
eu prefiro aliterar.

II

O que é, o que é?

O que é “aliteração”?
É brincar de trava-língua.
É largar a goteira, pingo-a-
pingo, até alagar o chão.

É o rumor de um ruído
que se repete e se retoma,
como “O rato roeu a roupa do rei de Roma”,
onde o “rrrr” representa o roído.

Mas, no fim, tudo isso é balela:
O poema rima, alitera,
metrifica, etc...
mas o bom de um poema é que ele altera e atrela.

III

O que é, o que é?

O que é um rei?
É um cara com uma coroa,
correndo pra que não se corroa
seu ouro, ou errei?

Mas agora o rato Raul
de vilão virou herói
pois, com seu rói-que-rói,
revelou-nos: “O rei está nu!”

E isso, sim, é legal:
Com um poema eu altero o papel
do rei, que passa a ser réu,
e, ao rato, atrelo um valor real.

IV

O que é, o que é?

O que é "alterar"?
O que é "atrelar"?
Quem veio primeiro,
a galinha ou a gema?
O que é a fé?
O que é o que é?

O que é um poema?

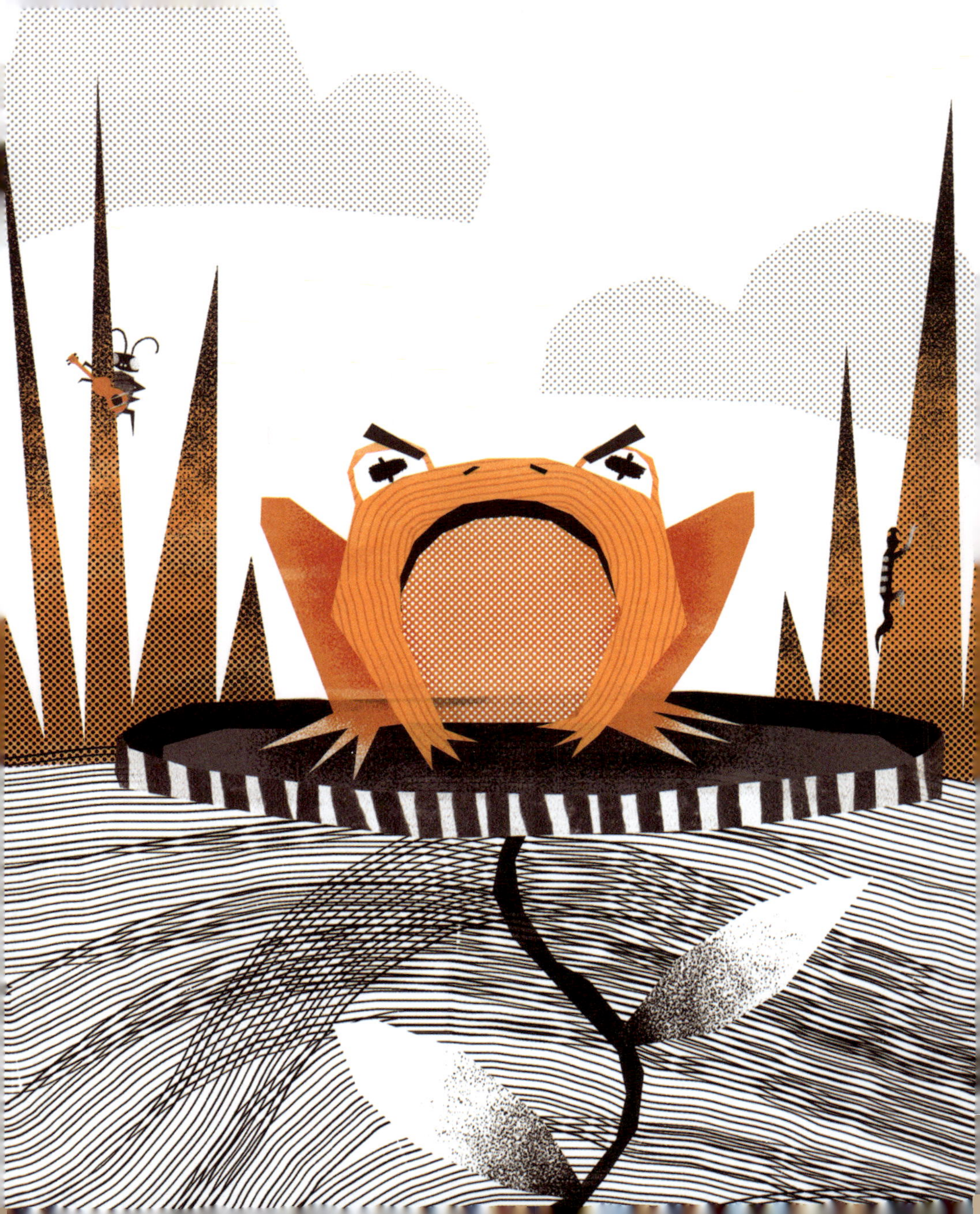

A RÃZINHA RANZINZA

I

A rãzinha ranzinza
residia no raso,
sem riso e sem rosa.

Dizimista (dizia-se),
rezava o rosário
e desprezava prosa.

II

E razão a rãzinha
não precisava pra desprezar:
desprezava por prazer.

Horrorizava as vizinhas.
Com sua velha vinheta, lá vinha,
e arrasava o lazer.

III

Se certos pombinhos
procuravam fazer ninho...
Adivinha adivinha,
quem, com sua velha vinheta, lá vinha?

"Rã-rã!", arranhava a ranheta rãzinha.

IV

Se certa salamandra
lhe parecia malandra...
Adivinha adivinha,
quem, com sua velha vinheta, lá vinha?

"Rã-rã!", arranhava a ranheta rãzinha.

V

Se certa cigarra
tocava guitarra...
Adivinha adivinha,
quem, com sua velha vinheta, lá vinha?

"Rã-rã!", arranhava a ranheta rãzinha.

VI

Agora, se certa vizinha
parecia infeliz como a própria rãzinha...
Bem, nesse caso, dizia:
"Olá! Um bom dia!"

Porém, não obtendo resposta,
ralhava e dava-lhe as costas,
engolindo um sapo de inveja.

E voltava à sua derrota-régia,
uma casa sozinha,
sisuda e cinza
(perfeita para uma rãzinha
assim tão ranzinza).

BEM-ME-QUER-MAL-ME-QUER

Ora me quer,
ora me dá o fora,
ora me quer,
ora me dá o fora,
ora me quer,
ora me dá o fora...

Ora, assim despetalo as horas
e assim despetalo os foras
(porém, ao despertá-los,
a minha poesia aflora).

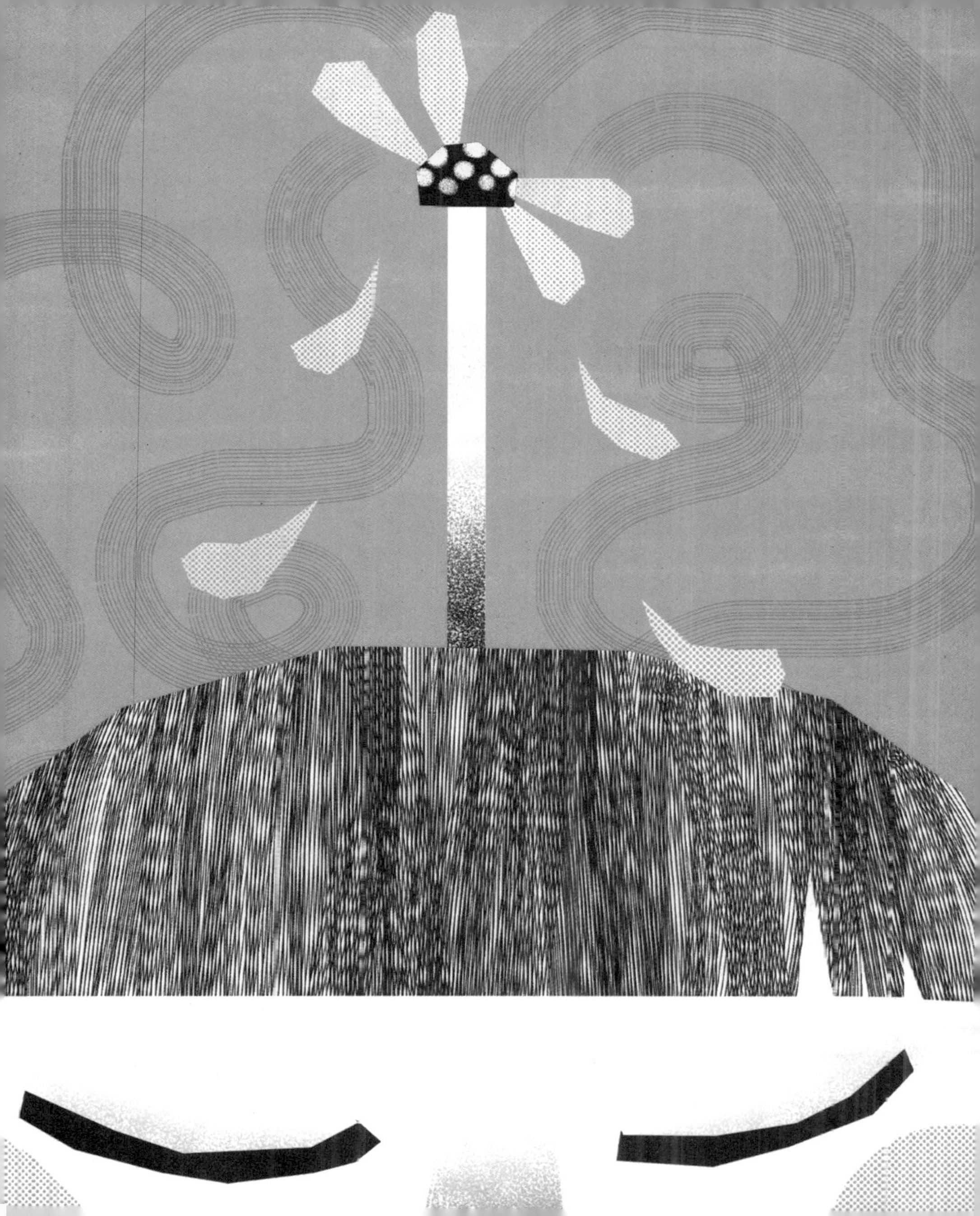

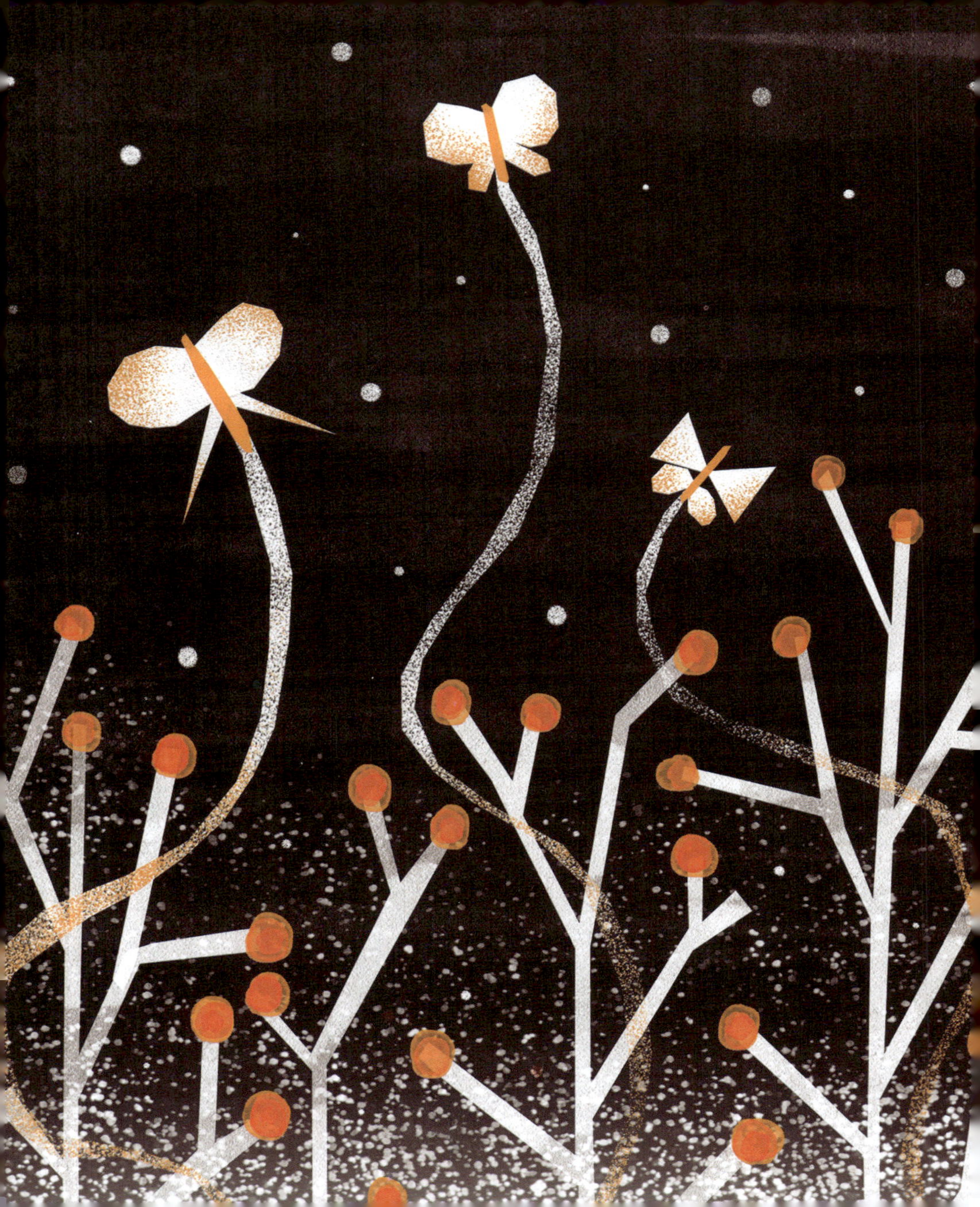

BORBOLETRÁRIO

Brotam, aos borbotões, borboletras,
metaformando um balé de palarvas.
Pateta de ti, ó, poeta, que impetras
ao caos do poema ordens parvas.

CAÇA-PALAVRAS

Caço HORIZONTES
onde eu desponte;

caço VERTIGENS
que me afligem;

caço o DIA, a AGONIA
das ladeiras que eu percorria
ao acaso.

Caço um sentido,
o des-curso,
o des-tino,
a letra escarlate,
a escassa palavra,
o descaso da poesia,
o ocaso.

E você? Caça o quê?

L	A	D	R	I	L	H	O	V	O	E
H	O	R	I	Z	O	N	T	E	N	S
O	V	I	D	A	O	I	A	R	I	C
H	S	E	N	X	P	G	I	T	G	U
L	D	I	T	U	O	A	A	I	A	R
O	N	D	I	N	O	S	S	G	U	S
L	E	D	I	W	L	I	O	E	A	O
H	O	A	T	O	O	N	T	N	E	S
A	R	T	E	L	R	A	C	S	E	M
L	H	O	R	I	Z	O	N	T	E	S

CERTOS ERROS

A poesia é vazia;
um alvo... como a neve...
E o arqueiro que, arteiro, se atreve,
corre o risco de errar feio.

Porém — ironia das ironias —
certos erros têm o hábito infantil
de acertarem o vazio
em cheio.

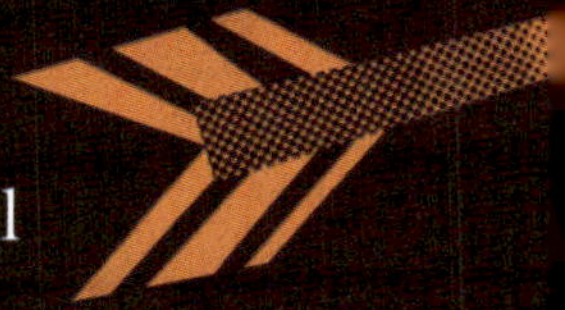

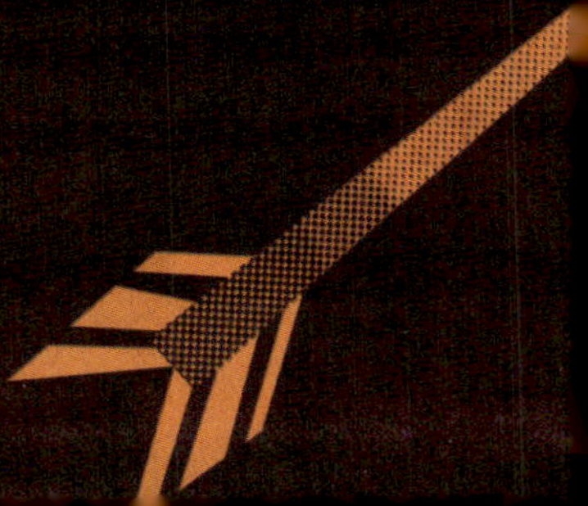

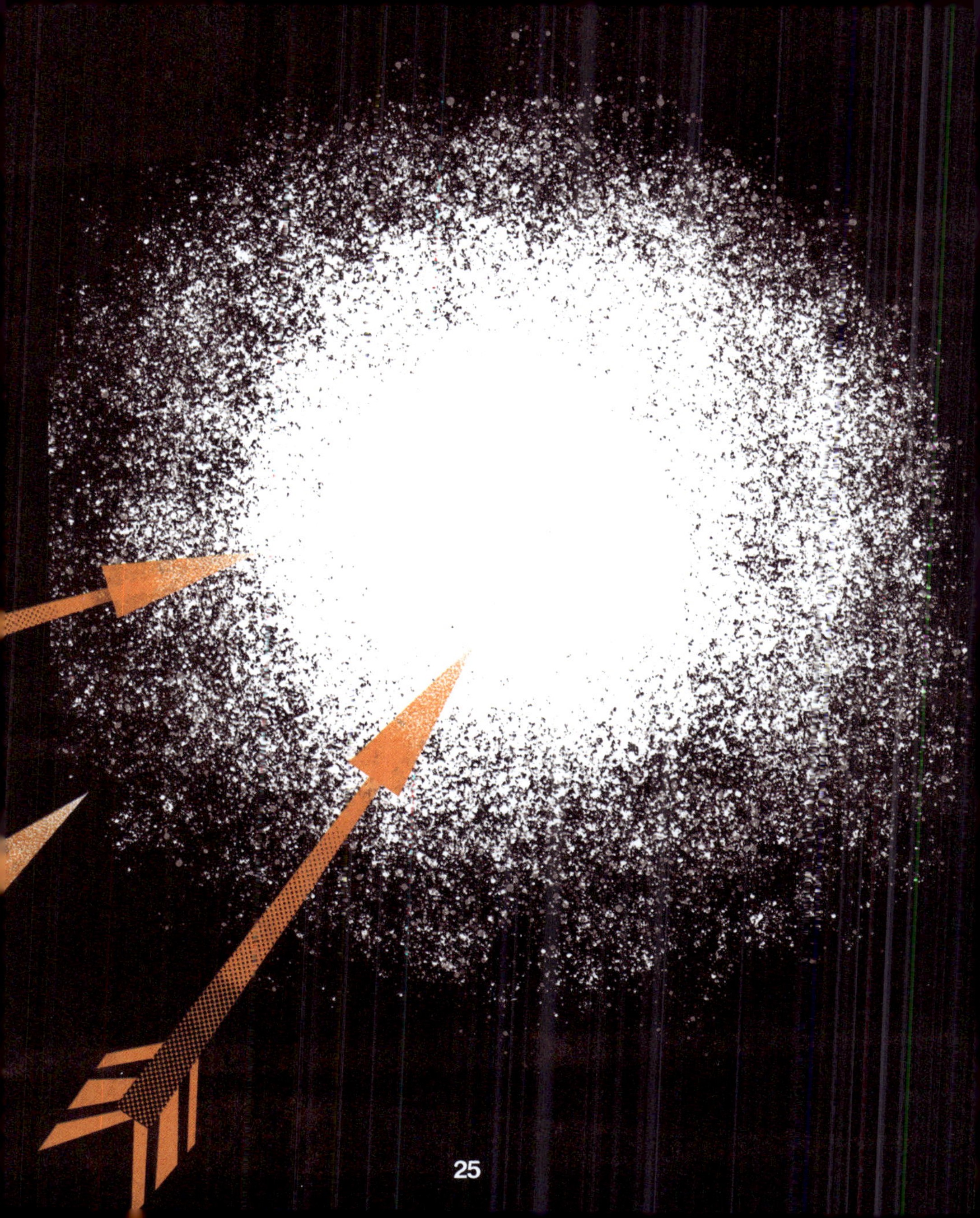

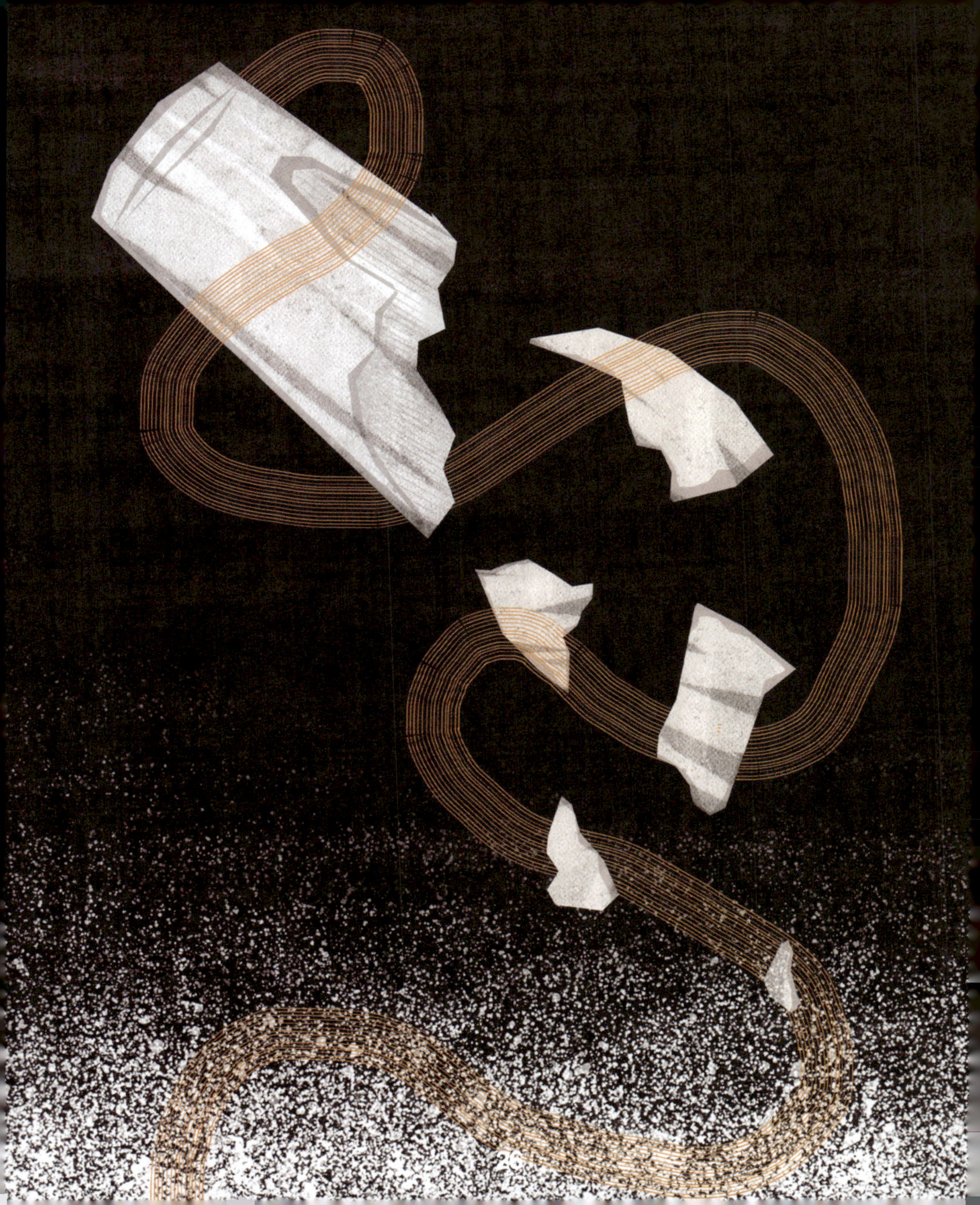

CUIDADO!

Cuidado com os cacos!
Que cacos?
Os cacos do casco.
Que casco?
O casco da coca.
Que caca.

a s c c o c a s c c a a c c a o o c c!

O CONTO DO POLVO-ESPINHO

Foi mesmo um doloroso espetáculo:
um polvo, com todo carinho,
tentando, com todo tentáculo,
abraçar um porco-espinho.

O porco-espinho ficou até um tanto tonto,
espetado entre tanto tentáculo.
E o esperado final deste conto
foi mesmo um doloroso...

...ESPE**TÁCULO**.

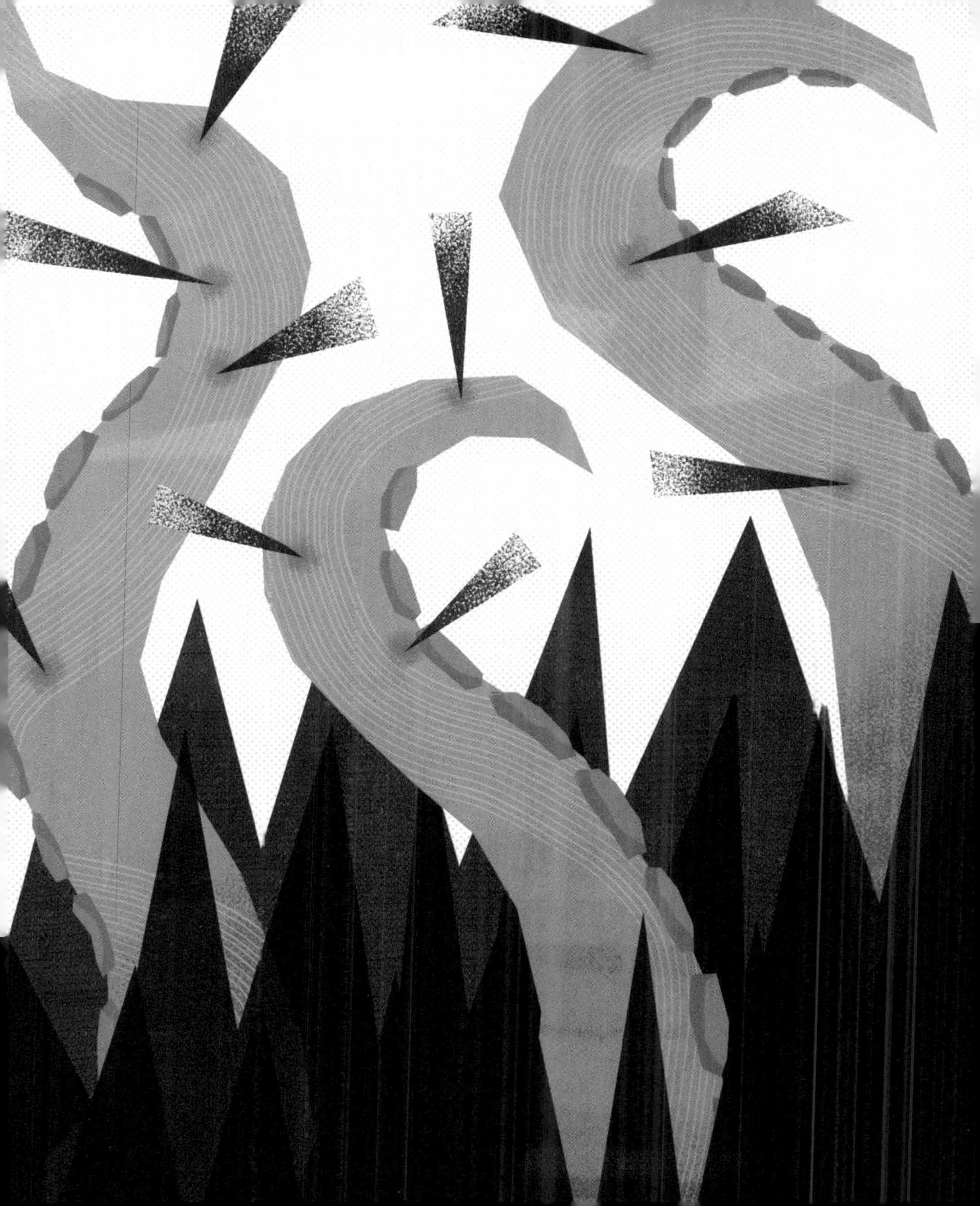

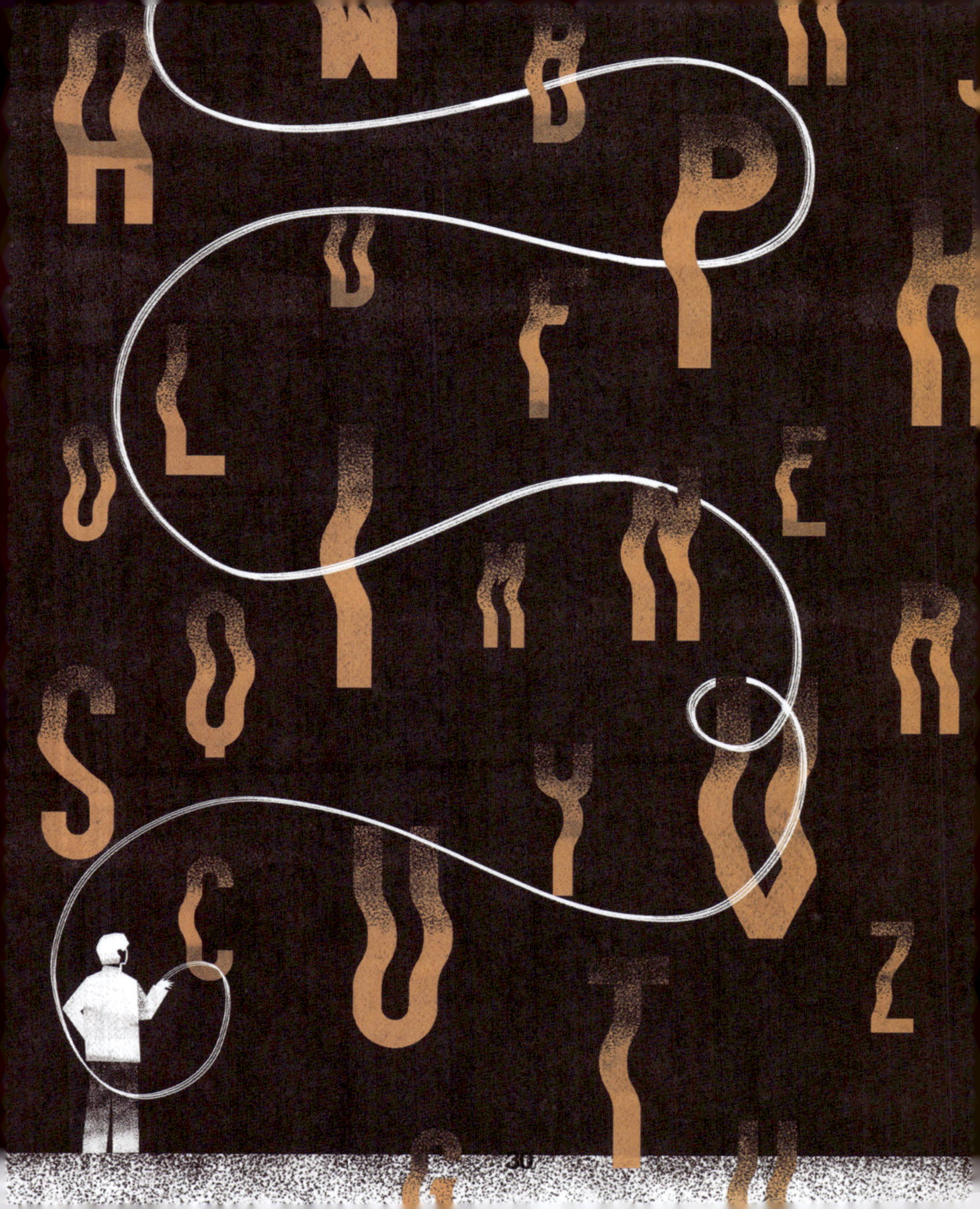

O POETA & A LETRA

O poeta,
alerta,
altera
a letra.

Atrela
outra
letra:
alitera.

atrela,
Altera, alitera...

atrela,
Altera, alitera...

O poeta,
atleta,
haltera
a letra.

PERPETUUM MOBILE

paronomásia -
começo com "paro";
meço; comparo;
paro no "másia" -

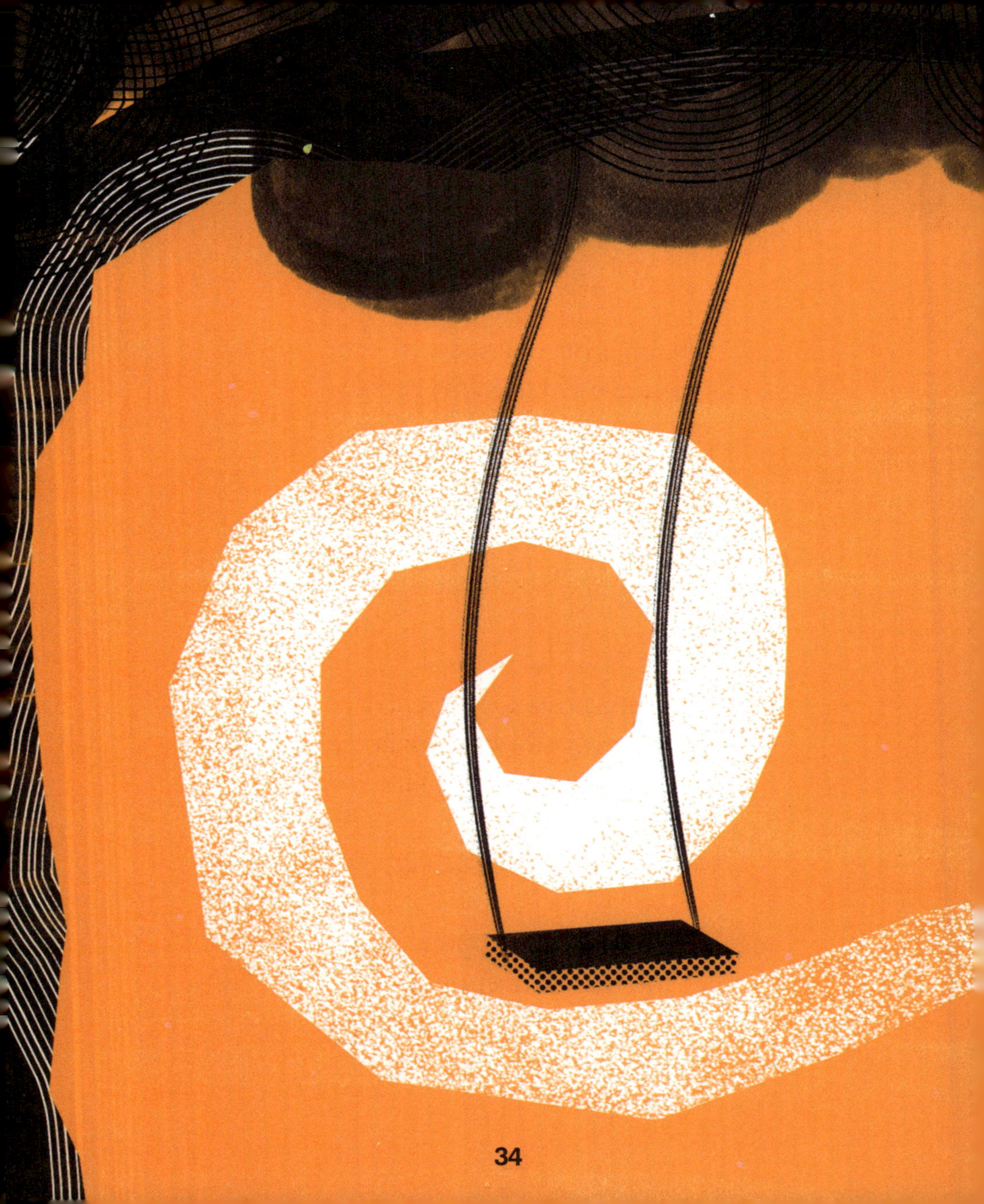

PROSOPOPEIA

Nheco, nheco, nheco, nheco,
repete o balanço rangente.

Nheco, nheco, nheco, nheco,
me abala o ranger de repente:

de eco em eco em eco em eco,

a onomatopeia
me conta a epopeia
de cada um que apeia
nessa prosopopeia...

de eco em eco em eco em eco,

a onomatopeia
me inclui na epopeia —
sou mais um que apeia
nessa prosopopeia.

SEGURAÍ

— Pai, preciso fazer xi...
— Shhh... Segurai.
Não devia ter tomado
tanto refri.

— Pai, preciso fazer xi...
— Shhh... Segurai.
Já estou vendo um posto
logo ali.

— Pai, preciso fazer xi...
— Shhh... Segurai.
Já estou estacionando.
Podemos ir.

— Pai, preciso fazer xi...
— Shhh... Segurai.
Vem andando de ladinho,
que nem siri.

— Pai, preciso fazer xi...
— Shhh... Seguraí.
Vem pulando num pé só,
que nem saci.

— Pai, preciso fazer xi...
— Shhh... Seguraí.
Sobe em mim que nem trenzinho:
PIUIII!
Seguraí. Seguraí. Seguraí.
PIUIII!
Seguraí. Seguraí. Seguraí.
PIUIII!
Seguraí. Seguraí. Seguraí.
PIUIII!

— Pai, preciso fazer xi...
— Xiiiiiiii....

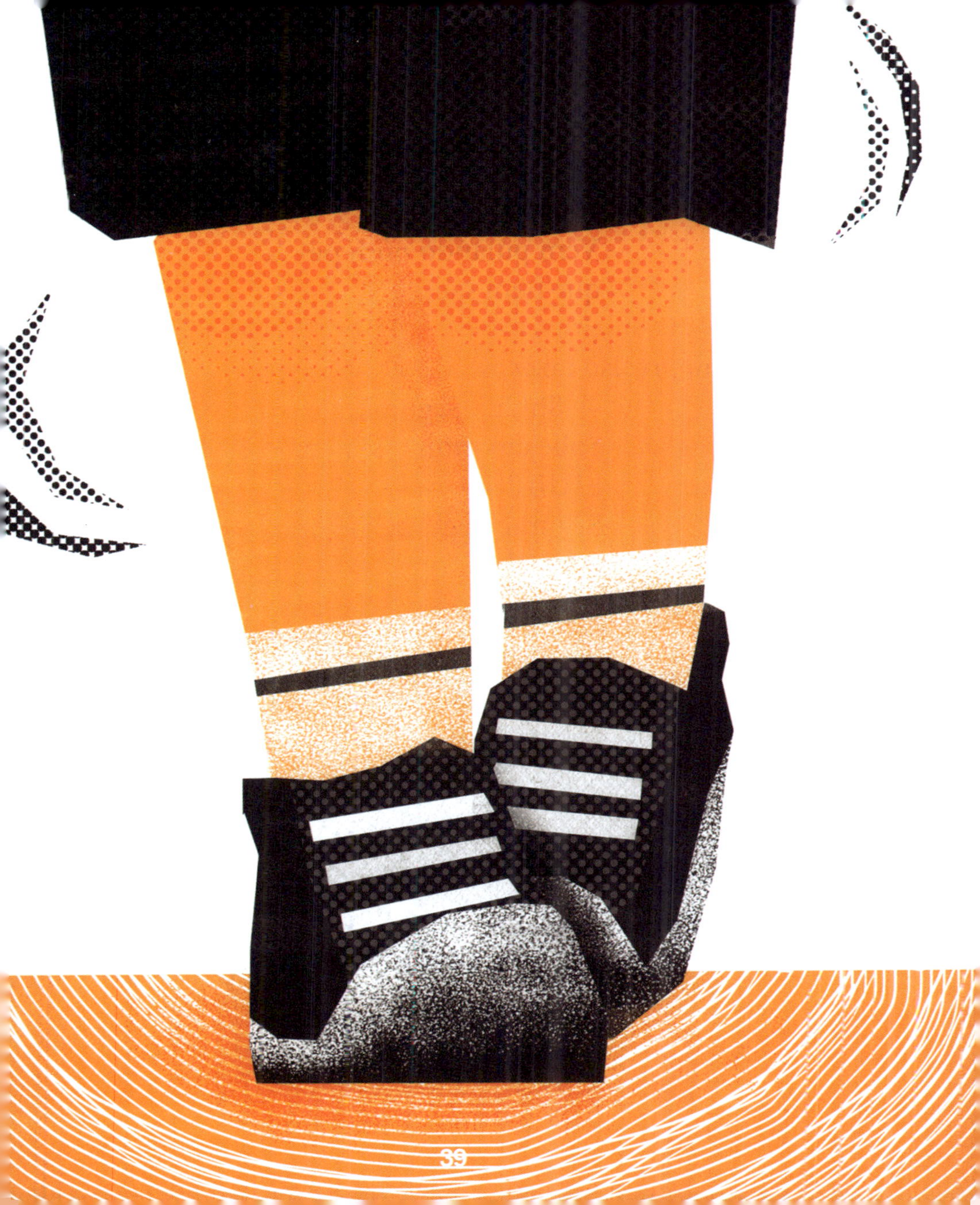

SOLUÇÃO SEM SOLUÇÃO

I

Ih! Que solução!
Ih! Que solução!
Eu já tentei de tudo, mas...
Ih! Que solução?

Já tentei tomar
a água de um só gole,
de ponta-cabeça
sobre o miolo-mole...

Ih! Que quase molho todo o chão,
mas continua meu problema:
um solução sem solução.

II

Ih! Que solução!
Ih! Que solução!
Eu já tentei de tudo, mas...
Ih! Que solução?

Já pedi para um amigo
me pregar um susto.
E ele, de surpresa,
pulou de dentro de um arbusto.

Ih! Que quase enfarto o coração,
mas continua meu problema:
um solução sem solução.

III

Ih! Que solução!
Ih! Que solução!
Eu já tentei de tudo:
tagarelar e ficar mudo;
gargalhar e ficar sisudo;
tomar do gargalo e de canudo;
Led Zeppelin no grave e Doors no agudo...

Já tentei de tudo:
jogar ludo,
damas e gamão;
prender a respiração;
comer pudim de pão;
girar que nem pião;
pedir pra São João,
pra São Longuinho e São Longão;
aprender alemão
pra aprender a ler mão em alemão;
chupar limão;
cantar o hino do Gabão;
apelar pra constituição...

...porém tudo —
absolutamente tudo —
ajudou não.

Ih! Que continua meu soluço.
Alguém aí,
quem é que tem a solução?

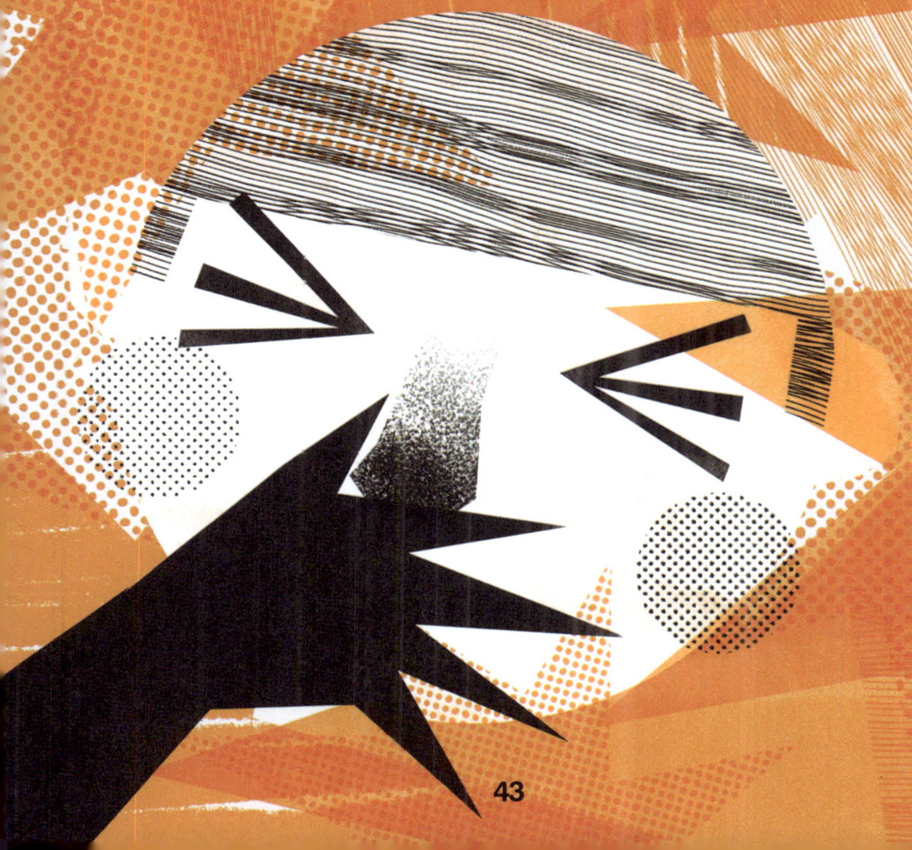

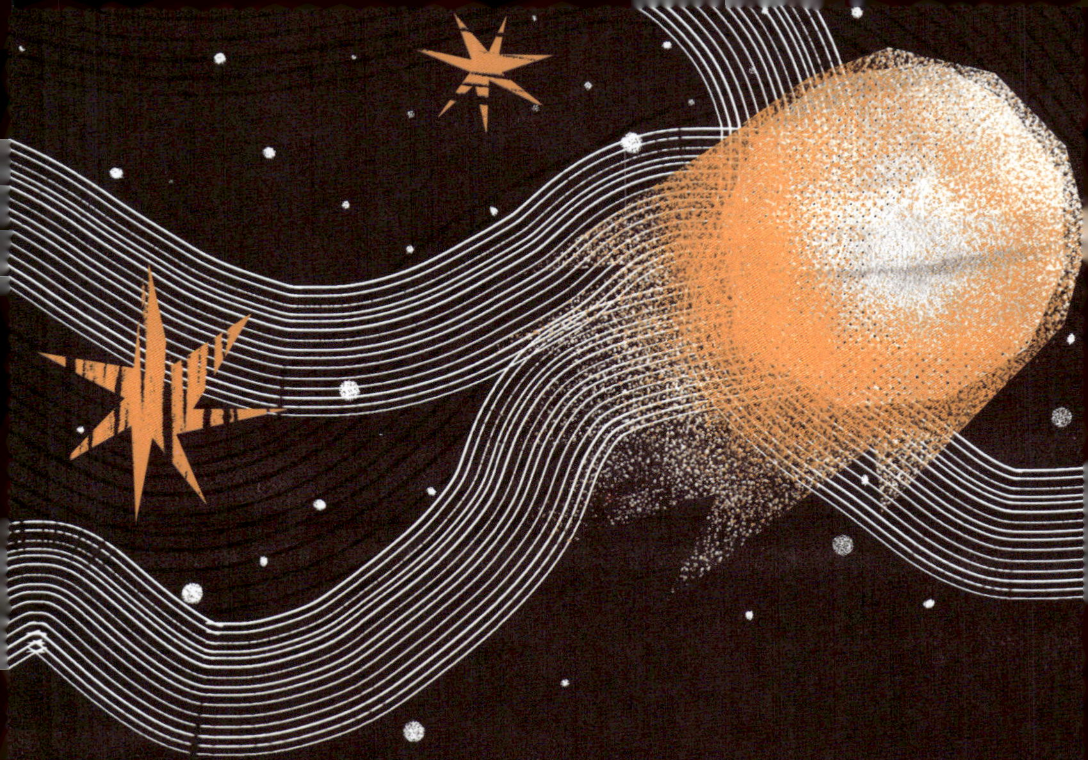

TRAGICÓSMICO

Comparo como cometas
e metaforo meteoros.
Atrelo estrelas a letras
por uni-versos afora.

A minha poesia é um erro
que eu cometo e oro.

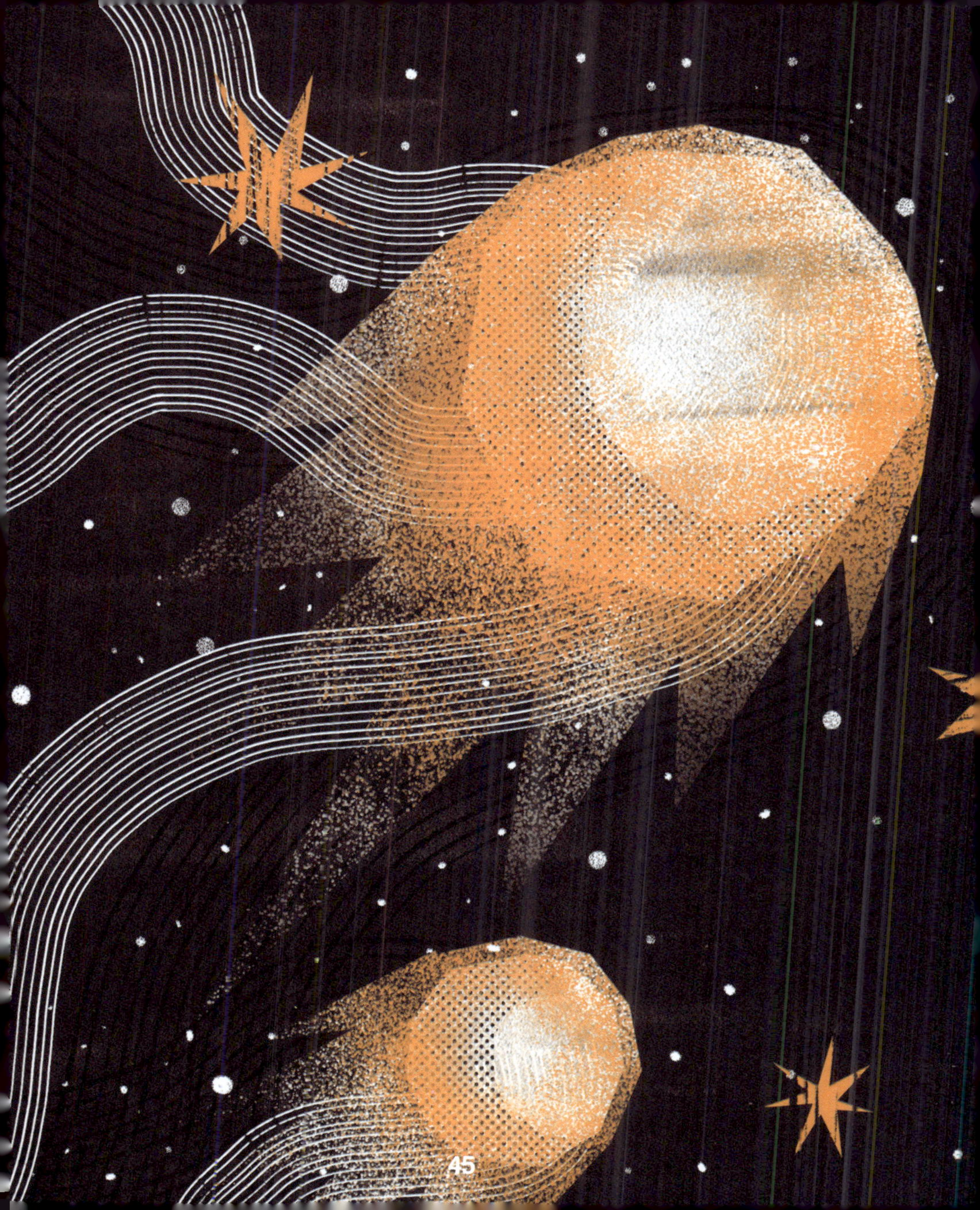

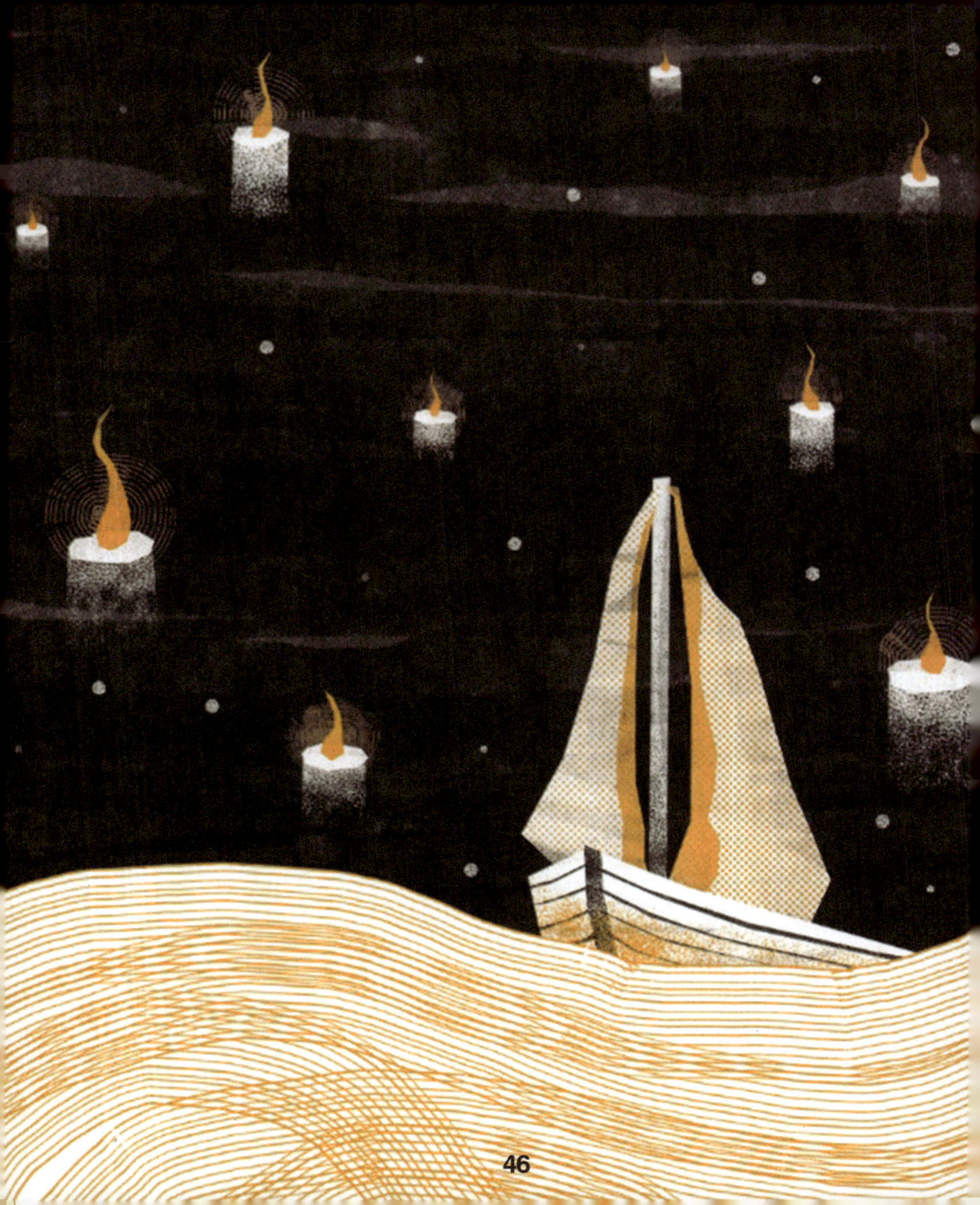

VELA DE NAVIO X VELA DE PAVIO

I

vela de navio
\+ vento
leva

---

vela de pavio
\+ vento
treva

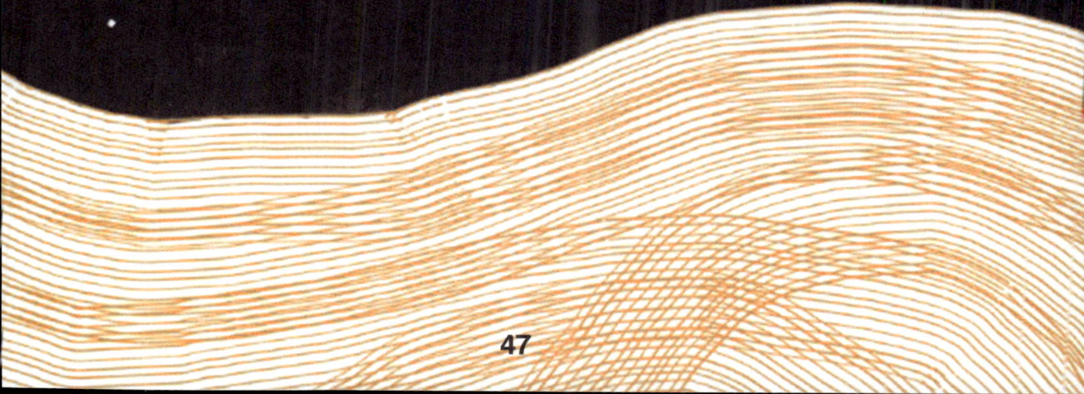

II

vela de navio
\+ fogo
afoga

vela de pavio
\+ fogo
revela

III

Assim, se afoga ou treva,
se releva.
Pois, se leva ou revela,
vale a vela.

UM POEMA É COMO UMA PIPA

I

Um poema é como uma pipa:

em havendo vento,
você se aventura.

Agora mais rápido;
agora mais lento;
um olho no pé;
um olho na altura.

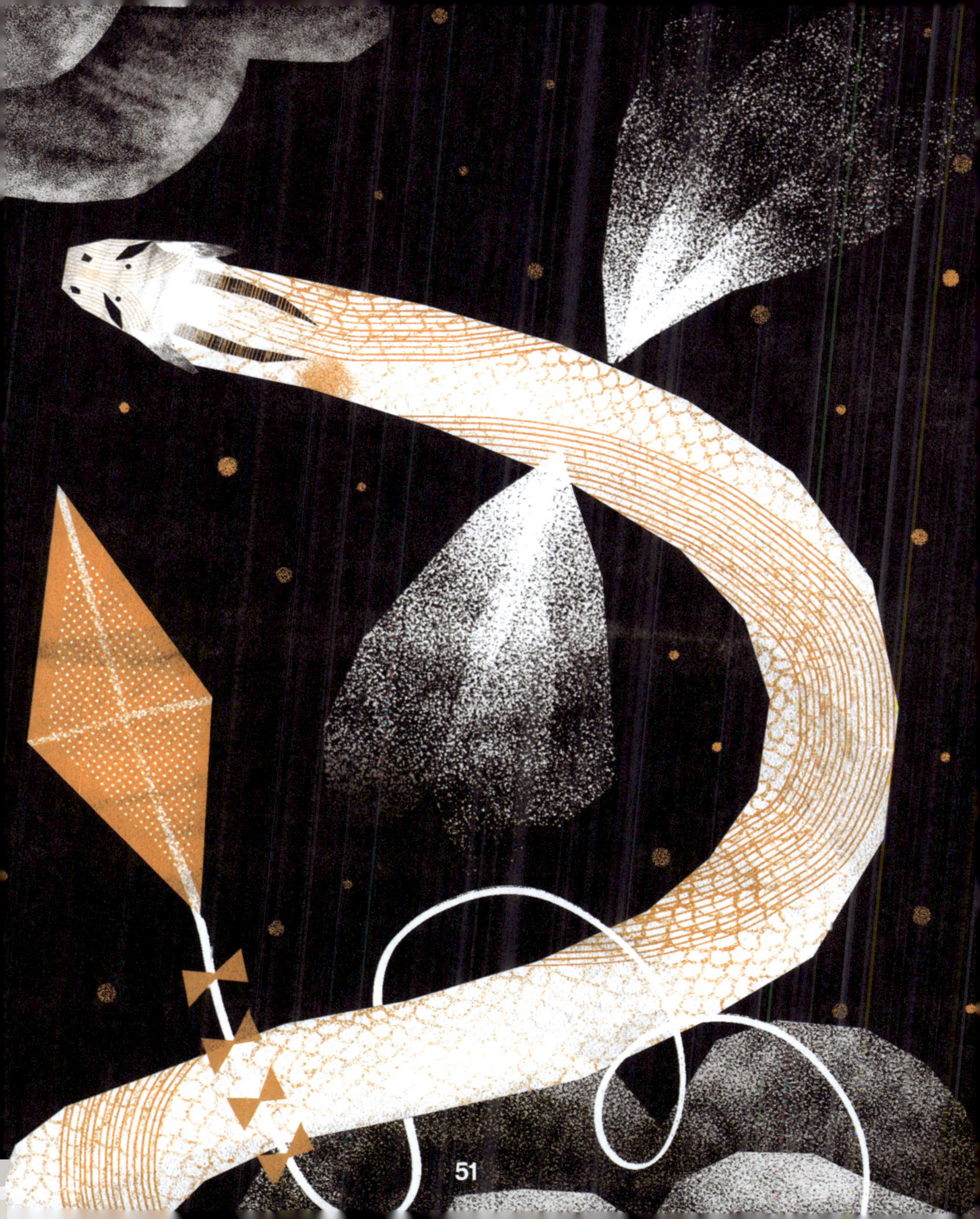

II

Um poema é como uma pipa:

firme o carretel,
você mede a linha.

Vai rolando o metro;
vai subindo ao céu;
ora, dá puxão;
ora, puxadinha.

III

Um poema é como uma pipa,

que um piá pançudo pensa que controla,
calculando a velocidade e a força,
detendo-se em detalhes da rabiola.
Porém um poema, por mais que se o torça

e retorça, não liga pra esse zelo.
Enquanto o guri corre contra o vento,
o poema apenas preocupa-se em sê-lo,
seguindo seu trajeto desatento.

IV

E lá vai o poema,
sem eira e nem beira.

Não há quem o dome,
mas sim quem o tema.
Agora ele vive
livre e sem coleira.

Afinal de contas, um poema não
se parece em nada com uma pipa.

Um poema é um dragão.

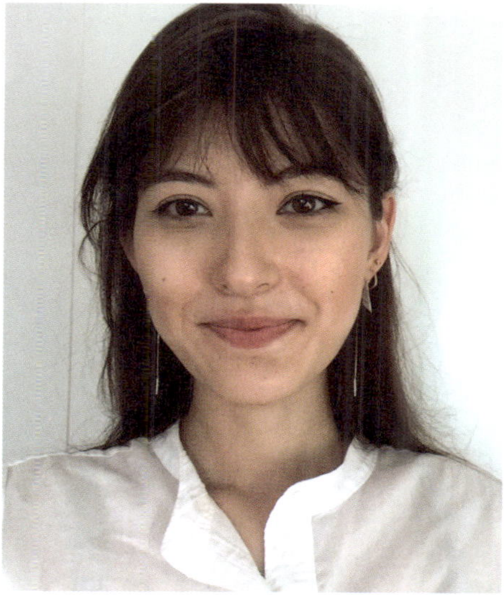

SOBRE A ILUSTRADORA

Amy Nagasawa Maitland, desde pequena, sempre teve uma paixão por qualquer coisa relacionada a arte e livros. Formou-se em Design Gráfico na UNESP Bauru em 2020, e desde então atua como designer gráfico e ilustradora freelance. Suas ilustrações são uma mistura de técnicas digitais e manuais, como colagem, que resulta em diferentes texturas, criando composições que contam histórias.

Leia também, da Editora InVerso

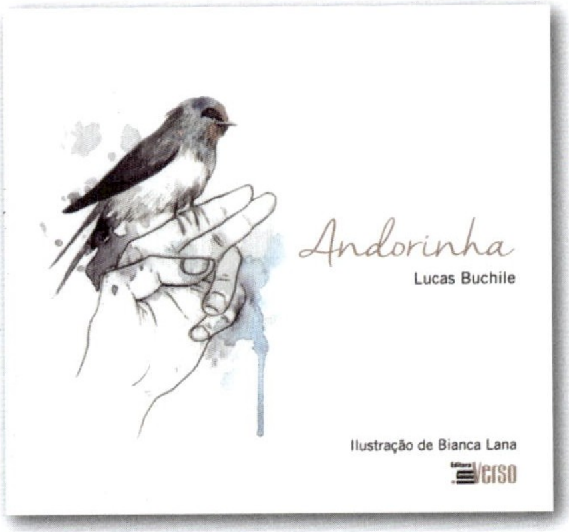

ANDORINHA

Que segredos guarda o voo de uma andorinha? Quantas paisagens compõem o teu olhar? Sobrevoe por essa narrativa poética e descubra a beleza de voar ao lado de quem se ama.

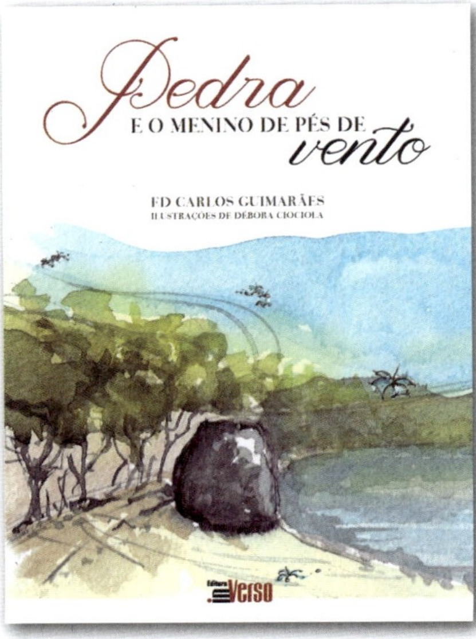

PEDRA E O MENINO DE PÉS DE VENTO

Não é fácil despertar em uma pedra o desejo de mudança. Mas o menino conseguiu essa proeza. Através de suas habilidades mágicas, ele plantou o sonho em Pedra.

Esta é uma história envolvente que nos cativa pela simplicidade e delicadeza, mas com a rapidez dos pés de vento do menino.